Dieta Cetogênica

O livro de receitas da dieta cetogênica completamente
novo, incluindo receitas fáceis e saudáveis

*(Livro de receitas completo para iniciantes com baixo teor
de carboidratos)*

Américo Moutinho

ÍNDICE

Capítulo 1: Instrumentos Do Comércio De Smoothies

Uma das melhores coisas sobre fazer smoothies é que você precisa apenas de algumas ferramentas para começar e provavelmente já tem a maioria delas em sua cozinha. Vamos examinar cada uma das ferramentas.

Esta é uma ferramenta essencial para limpar e preparar tudo o que acaba em seus smoothies.

Eles podem ser usados para tudo, desde partir uma melancia até descascar o menor pedaço de gengibre. Se você já tem um conjunto de facas em sua cozinha pelo qual está apaixonado, sinta-se à vontade para passar por isso.

De todas as facas disponíveis hoje, há duas que recomendo para qualquer cozinheiro na cozinha; uma faca de chef (às vezes também chamada de faca francesa) e uma faca de aparar. A faca de um chef varia de 6 a 2 8 polegadas de comprimento e cerca de 2 1 polegadas no ponto mais largo. Eles são ótimos para praticamente qualquer tarefa de corte que você possa imaginar e podem até ser usados para descascar se você for habilidoso o suficiente.

As facas Santoku também são ótimas. Esta é uma faca japonesa ligeiramente mais curta (10 a 8 polegadas) que apresenta bordas recortadas que evitam que a comida grude na faca durante o corte.

Por último, mas não menos importante, está a faca de aparar. Esta faca é muito menor em 8 1 a

polegadas de comprimento. Eles são ótimos para entrar em lugares menores, como remover sementes de um pimentão. As facas de descascar também são as melhores facas para descascar. Se você preferir um descascador para o trabalho, continue lendo.

Vamos começar examinando a lâmina. Algumas variedades apresentam uma lâmina estacionária. Outras têm uma lâmina que se move com a curvatura do objeto que está sendo descascado e são conhecidas como "lâminas giratórias". Recomendo as lâminas giratórias porque são mais eficientes que as fixas.

Você tem mais uma escolha a fazer quando se trata de escolher o descascador certo para você. Primeiro, há o descascador reto. Este descascador possui uma lâmina paralela ao cabo. E depois há o descascador Y. Neste modelo, a lâmina é perpendicular ao cabo, que, como você deve ter adivinhado, tem a forma de Y. Tem havido muito debate sobre qual desses dois é melhor. Experimente cada um e descubra o que funciona melhor para você.

Capítulo 2: Expedientes Comprados

Às vezes você só quer que outra pessoa prepare sua sobremesa. Eu compreendo, garanto. Embora eu tenha ouvido falar de padarias e mercearias ceto surgindo em vários locais, a dieta cetogênica ainda não atingiu esse nível de popularidade.

em todo o país. (Alguém se oferece para iniciar um em Portland, Oregon?

Por favor???) Como regra geral, eu digo que ainda é melhor fazer suas próprias sobremesas

em casa, onde você controla os ingredientes e sabe exatamente o que é

entrando em suas guloseimas.

Algumas marcas estão se aventurando no mundo das misturas cetônicas. No

como um todo, realmente não acho muito mais fácil usar essas misturas do que fazer

sobremesas do zero, pois você ainda precisa misturá-las e assá-las. Mas eles

pode economizar um pouco de tempo e alguns pratos em uma pitada. Eles também podem ser ótimos para

assar com crianças ou levar com você quando viajar, se você tiver acesso a um

cozinha.

Há também marcas que criam biscoitos e brownies pré-embalados, e algumas delas

eles são bastante decentes. Sejamos honestos: feito na hora sempre vai dar gosto

melhor do que pré-embaladas, mas essas sobremesas podem ser boas em uma pitada ou em movimento.

Como sempre acontece com produtos comprados em lojas, você precisa ser um leitor de rótulos. o

dieta cetogênica é um item tão popular hoje em dia que as marcas estão usando o termo

bastante vagamente. Só porque algo se autodenomina ceto-amigável não significa

significa necessariamente que é apropriado para um estilo de vida cetônico real.

Capítulo 3: Use Óleo De Coco Para Hidratar

Existem muitas loções para secar a pele disponíveis no mercado. Se você tem pele extremamente seca, o óleo de coco pode restaurar a umidade e deixar sua pele macia.

A pele seca pode ser muito dolorosa, mas também pode deixá-lo vulnerável a infecções.

Quando a pele está seca, ela racha, deixando aberturas na corrente sanguínea. não para

mencione que a pele seca pode fazer você se sentir pouco atraente.

O óleo de coco possui hidratantes naturais que penetram na pele e te deixam

sensação sedosa sem sensação gordurosa. Tem uma leve fragrância de coco que também é

muito interessante. Na jarra é sólido, mas derrete a 76 graus.

Plano de ação

Para incorporar o óleo de coco em seu regime de cuidados com a pele, considere o seguinte:

Para hidratar naturalmente a pele, adicione uma colher de sopa de óleo de coco a um banho morno.

--Após o banho, aplique óleo de coco no corpo como se fosse uma loção.

—Use óleo de coco como protetor labial para proteger e curar os lábios rachados.

Áreas propensas a fungos podem ser tratadas com óleo de coco para prevenir infecções.

Um produto para a pele totalmente natural e de baixo custo pode ajudá-lo a obter a saúde da pele que você sempre desejou.

Capítulo 4: Use O Engano Para Perder Peso

Pode ir contra sua educação moral, mas você tem que trapacear para emagrecer.

Você pode sabotar seus esforços de perda de gordura com estilo se não tiver um dia de trapaça durante a semana. Isso vale tanto do ponto de vista psicológico quanto do fisiológico. Envolve um hormônio específico conhecido como leptina.

A leptina é conhecida como o hormônio da fome das formigas. Se você tem o suficiente, seu corpo não entra em pânico. Se você não tomar precauções ao reduzir calorias, no entanto, seu corpo pode produzir cada vez menos.

Quando seus níveis de leptina caem, o mecanismo de fome muda para alta velocidade e seu corpo interrompe a queima de gordura e desencadeia um apetite voraz (você começa a sonhar com sundaes gigantes de chocolate).

Estudos mostram que aumentar as calorias, principalmente com carboidratos, apenas um dia por semana durante uma dieta pode ajudar a normalizar os níveis de leptina, mantendo o mecanismo de fome sob controle e acelerando o processo de queima de gordura.

Verificamos isso, inadvertidamente, por meio de um erro de cálculo que Steve cometeu durante nossa última fase de pico (apenas continuamos aprendendo com nossos erros!).

Até as últimas semanas antes do dia de pico, Steve pensou que estava reduzindo um dia durante o fim de semana, seu dia de trapaça, mas na verdade ele estava diminuindo e isso quase parou sua queima de gordura.

Quando chegou o sábado, ele manteve o mesmo horário de refeições que usava durante a semana, aumentando ligeiramente a ingestão de carboidratos. Até agora tudo bem. Como não se exercitava nos finais de semana, deixou de incluir a bebida pós-treino em seus cálculos. Ops!

Capítulo 5: Receitas Com Ingredientes Cetogênicos Para Manter Sua Dieta Nos Trilhos

Uma dieta cetogênica é uma dieta rica em gordura, proteína adequada e pobre em carboidratos.

Devido à conversão da gordura em ácidos graxos pelo fígado e à produção de cetonas, que substituem a glicose como fonte primária de energia, o corpo se adapta ao uso de uma quantidade maior de gordura do que de carboidratos como energia ao longo do tempo.

Atletas de resistência (como no 28-Day Keto Challenge) acham o uso de gordura como combustível primário benéfico porque a gordura fornece mais calorias para energia do que carboidratos.

Além disso, geralmente há um requisito de alta energia para eventos longos (90 minutos ou mais).

Continue lendo para saber mais benefícios da dieta cetogênica e adicione as seguintes receitas cetogênicas aos seus planos semanais de preparação de refeições.

Perda de peso e benefícios para a saúde

Entusiastas de fitness com mentes físicas podem usar uma dieta cetogênica para (ironicamente) perder um pouco de gordura extra e ficar mais esculpido.

Seguir uma dieta cetogênica pode reduzir o peso corporal por muitas razões – especificamente, uma redução no apetite devido ao maior efeito de saciedade das proteínas, efeitos nos hormônios de controle do apetite e aumento da lipólise (a quebra de gorduras para energia), de acordo com um estudo europeu de 202 6 . Estudo do Jornal de Nutrição Clínica.

Além dos benefícios de desempenho ou perda de peso, também existem supostos benefícios à saúde de uma dieta baixa em carboidratos. Milhares perderam peso com o Desafio Keto de 28 dias.

Um estudo de 202 10 publicado na revista Nutrients descobriu que uma dieta de 2 2 semanas com baixo teor de carboidratos é equivalente ou mais eficiente do que uma dieta com baixo teor de gordura para melhorar os fatores de risco de doenças cardiovasculares.

A maioria dessas mudanças favoráveis não se deveu à perda de peso, mas sim à diferença nos macronutrientes, o que significa que uma pessoa com excesso de peso pode melhorar a saúde do coração com uma dieta pobre em carboidratos, além de uma dieta pobre em carboidratos. gordo.Uma dieta pobre em carboidratos melhora a capacidade do corpo de combater a inflamação e a disfunção endotelial, um problema de circulação que é conhecido por ser um precursor da aterosclerose ou artérias entupidas.

Fatias De Waffle

Ingredientes:

1 colher de chá de pasta de baunilha

2 colher de eritritol

2 colher de chá de canela

½ colher de chá de bicarbonato de sódio

12 colheres de sopa de farinha de amêndoa

4 ovos

Instruções:

1. Em uma tigela misture a farinha de amêndoas, eritritol, 1 colher de chá de canela e bicarbonato de sódio.

2. Bata os ovos e a pasta de baunilha.
3. Pré-aqueça a máquina de waffle e despeje sobre a massa preparada.
4. Cozinhe o waffle por 5 a 10 minutos.
5. Corte o waffle em palitos e polvilhe com o restante da canela.
6. Sirva depois.

Capítulo 6: As Várias Razões Pelas Quais Os Indivíduos Não Conseguem Seguir Sua Nova Dieta

Por que as pessoas voltam ao ponto de partida? O problema mais comum com as dietas é que as pessoas substituem os ingredientes em vez de incorporar novos. Por exemplo, se você costumava comer muito arroz, purê de batata, pão branco, macarrão e outros alimentos básicos amiláceos, provavelmente gostaria de limpar sua despensa quando mudar para uma dieta *paleo* ou outra dieta rica em gordura e baixa em carboidratos.

Esta é uma ocorrência comum entre os indivíduos que adotam novas dietas. Por reconhecerem os benefícios da nova dieta, desejam simplesmente abandonar os hábitos alimentares anteriores. Eles viram fotos antes e depois de pessoas perdendo uma quantidade absurda de peso.

Eles podem ver como as pessoas ficam bem depois de eliminar toda essa gordura. Eles mal podem esperar para simplesmente parar o que estão comendo e comer novos alimentos. Eu entendo porque as pessoas estão animadas. Eu também estava animado. Mas depois de me ver em pior forma após a dieta do que quando comecei, percebi.

Comecei a perceber que o motivo pelo qual continuo voltando ao ponto de partida é porque se busca substituir todas as minhas escolhas alimentares. Eu usei uma política de terra arrasada. Eu iria comer frutas e vegetais para comer apenas ovos, abacates e outros alimentos gordurosos. Afinal, tornei-me ceto.

Você pode dizer o mesmo para *paleo* e outras dietas lá fora. O problema é que isso não é sustentável. Só consegui manter a dieta cetônica quando comecei a deslocar os alimentos. O que isto significa? Em vez de substituir itens ricos em carboidratos em meus planos de alimentação, adicionei itens ricos em gordura à minha dieta.

Eventualmente, comecei a perder meu gosto por alimentos ricos em carboidratos. Eles foram substituídos por mais e mais itens de alto teor de gordura em meus planos de alimentação. Adicionar. Não subtraia. Deslocar. Não substitua.

Muffins De Goji Berry

Pré-aqueça o forno a 4501

¼ xícara de farelo de aveia 2 xícara de iogurte natural FF

12 colheres de fermento em pó

8 ovos grandes separados

1/2 xícara Splenda

12 colheres de sopa de farelo de trigo

1. ¼ xícara de Goji Berries colher de sopa de aroma de baunilha
2. aroma de limão também é muito bom e coloquei um pouco mais de 1-5 Tbls .
3. Bata os ingredientes juntos, exceto as claras.
4. Bata as claras em neve até
5. fofo e um pouco duro e dobre na mistura batida.

6. imediatamente colocado em
7. copos de muffin que você colocou forros de cupcake, mas melhor em muffin de silicone
8. latas Asse por 25 a 30 minutos a 350.
9. Rende 15 a 20 muffins Congele quando esfriar e aqueça conforme necessário

Café Da Manhã (277 Calorias)

2 xícara de amoras

Lanche da tarde (6 10 7 calorias)

2 xícara de mirtilos

1/2 xícara de amêndoas sem sal torradas e secas

Jantar

2 porção de Salada Picada com Camarão, Maçãs e Nozes

2 porção Torrada de Abacate Bagel Tudo

2 xícara de iogurte grego natural com baixo teor de gordura

1/2 xícara de framboesas

4 colheres de sopa. nozes picadas

Lanche da manhã (910 calorias)

2 maçã média

Almoço (6 86 calorias)

2 porção de wraps de alface de peru e cheddar

1. Para fazer 2 .200 calorias: Mude o lanche da manhã para 2 laranja média e omita as amêndoas no lanche da tarde.

2. Para torná-lo 2.000 calorias: Aumente para 1 xícaras de iogurte e 8 colheres de sopa. nozes no café da manhã e 6 colheres de sopa.

3. manteiga de amendoim natural ao lanche AM.

4. Como preparar suas refeições para a semana:

5. Prepare a Salada de Couves de Bruxelas com Grão de Bico Crocante para almoçar nos dias 30 .

Pão Chia Paleo

1 colher de chá de bicarbonato de sódio

frigideira

½ colher de chá de sal marinho

2 colher de sopa de cidra de maçã vinagre

2 1 xícaras de farinha de amêndoa

10 ovos grandes

1 xícara de farinha de coco

8 colheres de sopa de coco derretido

½ xícara de sementes de chia moídas

óleo, mais extra para untar o pão

1. Pré-aqueça o forno a 350 graus F e unte levemente uma forma de pão de 10x15 polegadas.
2. Em uma tigela grande, misture a farinha de amêndoa, a farinha de coco, a chia
3. sementes, bicarbonato de sódio e sal até ficar bem combinado.

4. Em uma tigela pequena, misture os ovos, o óleo de coco e a cidra de maçã
5. vinagre.
6. Adicione os ingredientes molhados aos ingredientes secos e mexa até
7. incorporado completamente.
8. Coloque na forma de pão e alise a parte superior.
9. Asse por 80 a 90 minutos, até que uma faca inserida no centro saia
10.   limpar.
11.   Deixe o pão esfriar por 2 0 minutos.
12.   Em seguida, vire-o sobre uma gradinha até
13.   completamente legal.
14.   Rende 2 pão pequeno

Salada De Camarão E Mirtilo

- 1 xícara de cebola roxa fatiada
- 1 pimentão amarelo picado
- 1 pimentão laranja picado
- ½ xícara de cranberries secas
- ½ xícara de seu favorito caseiro

ou balsâmico comprado em loja

vinagrete

- 2 dúzia grande cozida

camarão, descascado e eviscerado

½ copo de suco de limão

- ½ colher de chá de cominho moído
- ½ colher de chá de páprica
- 4 xícaras de alface romana picada

1. Em uma tigela pequena, misture o camarão com o suco de limão, cominho e páprica e
2. deixe-os descansar por 60 minutos na geladeira. Ralo.
3. Em uma tigela grande, misture a alface, cebola, pimentão e cranberries até
4. uniformemente combinados.
5. Adicione o camarão marinado e o vinagrete balsâmico e misture novamente. Dividir

Salada De Repolho E Endro

Ingredientes:

2 pau de canela

1/2 oz manteiga

1/2 colher de chá de pimenta preta

2 colher de sal

5 lbs. de repolho roxo, picado

4 colheres de sopa de endro fresco, picado

2 suco de laranja

2 colher de sopa de vinagre de vinho tinto

Instruções:

1. Aqueça a manteiga na panela em fogo médio.
2. Adicione o repolho picado à panela e cozinhe por 5 a 10 minutos.
3. Tempere com pimenta e sal.
4. Adicione o suco de laranja, o vinagre e a canela.
5. Mexa bem e cozinhe por 10 minutos.
6. Retire a panela do fogo.
7. Adicione o endro e as raspas de limão.
8. Sirva e aproveite.

Salada Cheeseburger

Este é o seu cheeseburger favorito sem o coque.

Ingredientes:

- ½ xícara de queijo cheddar picado
- 8 colheres de sopa. molho de azeite e vinagre
- 2 lb de carne moída Sal e pimenta a gosto 6 xícaras de alface picada
- 2 cebola pequena em cubos 2 tomate fatiado

Instruções:

1. Frite a carne moída em uma frigideira por 5 a 10 minutos.

2. Adicione a cebola e cozinhe por mais 10 minutos.

3. Coloque a carne e as cebolas em uma tigela e adicione os ingredientes restantes, exceto o molho.

Casaco com molho de salada. Fatos Nutricionais: Calorias 290; Gordura 2 8 g; Carboidratos 6; Proteína 210 g.

Cordeiro Com Curry

Ingredientes:

- 1 colher de chá de caril em pó
- 1 colher de chá de garam masala
- 4 xícaras de caldo de carne
- 2 xícara de iogurte grego simples
- 2 colher de chá de suco de limão
- 4 lbs. carne de cordeiro
- 2 colher de sopa de azeite
- 2 cebola picada
- 6 dentes de alho picados
- 1 colher de chá de gengibre ralado
- 1 para de açafrão

Instruções:

41

1. Corte a carne de cordeiro em pedaços pequenos refogue a cebola no azeite por 10 minutos, em seguida, adicione o alho, gengibre, açafrão, curry e garam masala.
2. Mexa por mais 5 a 10 minutos.
3. Adicione a carne e deixe dourar por 20 minutos.
4. Despeje o caldo de carne e deixe ferver por 70 a 80 minutos.

Cerveja Antioxidante

- 8 ramos de hortelã, opcional
- ½ libra de pepino
- ½ libra de framboesas
- ½ libra de laranjas
- ½ libra de morangos

1. Processe todos os ingredientes em um espremedor e mexa bem para combinar.
2. Se estiver usando um
3. liquidificador, basta adicionar todos os ingredientes e
4. purê até ficar homogêneo.
5. Rendimento: cerca de 8 onças

Deliciosos Hash Browns De Couve-Flor

Ingredientes:

1/4   xícara de queijo cheddar, ralado

1/7 colher de chá de pimenta preta moída

1 colher de sal

2 ovo

1/2   colher de chá de alho em pó

6 xícaras de couve-flor ralada

1/2   colher de chá de pimenta caiena

Instruções:

1. Adicione a couve-flor ralada em uma tigela para micro-ondas e leve ao micro-ondas por 5 a 10 minutos.
2. Transfira a couve-flor para a toalha de papel para absorver o excesso de líquido.
3. Transfira a couve-flor para a tigela.
4. Adicione os ingredientes restantes na tigela e misture bem.
5. Faça 12 hash browns iguais com a mistura de couve-flor e coloque sobre a
6. assadeira.
7. Asse a 450 F por 25 a 30 minutos.
8. Sirva e aproveite.

Omelete Com Amendoim

4 fatias de queijo branco
100 gr de amendoim torrado sem casca
2 col sobremesa de

4 ovos
4 colheres de sobremesa de creme de leite (pode ser nata ou requeijão)

1. Em uma frigideira, derreta a manteiga e acrescente todos os ingredientes vamos deixar ele por último.
2. Após começar a ficar consistente acrescente o amendoim e mexa tudo e pronto.

Peito De Peru Marinado

Ingredientes

1/2 colher de chá de sal marinho

2 colher de azeite

2 colher de chá de suco de limão fresco

2 colher de chá de mel

2 colher de sopa de molho de soja

4 peitos de peru sem osso

4 dentes de alho, picados

2 colher de sopa de manjericão fresco, picado

1/2 colher de chá de pimenta preta moída na hora

Preparação

1. Junte o alho, a pimenta preta moída e o manjericão.
2. Esfregue o
3. mistura sobre o peru.
4. Misture o molho de soja, azeite, mel e
5. suco de limão na assadeira.
6. Coloque os peitos de peru no prato e
7. pincele com a mistura de molho de soja.
8. Cubra e leve à geladeira por
9. menos uma hora para marinar. Pré-aqueça a grelha e unte a grelha.
10. Coloque os peitos de peru na grelha e grelhe cada lado por 35 a 40

11.   minutos, ou até que a temperatura interna registre para 250
12.   graus Fahrenheit.

Sopa De Feijão Branco E Couve

- 6 dentes de alho picados

- 4 xícaras de caldo de galinha

- 4 xícaras de tomate em cubos

- 4 xícaras de feijão branco cru

- 12 xícaras de couve embalada

- 4 colheres de sopa. cada azeite extravirgem ou óleo de cominho e óleo de coco

- 6 colheres de sopa. Pimenta

em pó

- 2 Colher de Sopa. molho picante jalapeno

- 1 libras de costeletas de porco com osso

- Sal

- 8 talos de aipo picados

- 2 cebola branca grande picada

Instruções

1. Coloque todos os ingredientes no fogão lento e cozinhe por 8-8 ½ horas em fogo baixo.

Hambúrguer De Bacon De Dentro Para Fora

Ingredientes

1/2   colher de chá. Molho de soja

1 colher de chá. Sal

1/2   colher de chá. Pó de cebola

1/2   colher de chá. Worcestershire

400g de Carne Moída

4 fatias de bacon

4 colheres de sopa. Queijo cheddar

2   1   colher de chá. Cebolinha
picada

1 colher de chá. Alho picado

1 colher de chá. Pimenta preta

Instruções

1. Em uma frigideira de ferro fundido, cozinhe todo o bacon picado até ficar crocante
2. . Uma vez
3. cozido, retire e coloque sobre papel toalha.
4. Drene a graxa separadamente e
5. Salve ☐
6. Em uma tigela grande, misture a carne moída, 1/2 do bacon picado,
7. e o resto das especiarias.
8. Misture bem a carne e os temperos e forme 5-10 hambúrgueres.
9. Coloque 4 colheres de sopa. gordura de bacon em ferro fundido e coloque os rissóis dentro uma vez gordo
10. é quente.
11. Cozinhe cerca de 5 a 10 minutos de cada lado, dependendo do ponto

12. você quer.
13. Retire da panela, deixe descansar por 5 a 10 minutos e sirva com queijo,

Curry De Carne Tailandesa

Ingredientes:

- 1 xícara de caldo de carne ou água (opcional)
- 6 pacotes de estévia
- 2 colher de chá de sal
- ½ xícara de pasta de curry Panang
- 4 quilos de contrafilé cortado em tiras finas
- 4 colheres de sopa de azeite
- 4 colheres de sopa de folhas de limão kaffir, em fatias finas
- 2 xícara de leite de coco sem açúcar

Instruções:

1. Em uma panela de ensopado em fogo médio-alto, adicione 1-5 colher de sopa de óleo e frite as folhas de limão kaffir

2. brevemente.
3. Adicione a pasta de curry, reduza para fogo baixo e cozinhe por cerca de 5-10 minutos ou até
4. aromático.
5. Adicione a carne e cozinhe por 10 minutos mexendo de vez em quando.
6. Misture a estévia e, em seguida,
7. despeje o caldo e o leite de coco.
8. Mexa brevemente para distribuir uniformemente os ingredientes e cubra
9. com tampa.
10. Deixe ferver e reduza o fogo para baixo.
11. Cozinhe por 60 a 6 10 minutos ou até que o
12. a carne é macia e cozida.
13. Ajuste o sabor e cozinhe mais para ajustar a consistência do molho.

14. Divida o curry de carne em tigelas individuais ou transfira para uma tigela e

15. sirva imediatamente.

Tudo Que Você Precisa:

2 colher de chá de gengibre moído

2 colher de chá de canela em pó

Pitada de pimenta da Jamaica

2 Colher de Sopa. linhaça moída

10 cubos de gelo

2 xícara de leite de coco sem açúcar

2 Colher de Sopa. Extrato de baunilha puro

4 colheres de sopa. manteiga de amêndoa

½ xícara de coco ralado sem açúcar

Tudo que você faz:

1. Adicione todos os ingredientes no liquidificador e bata até ficar homogêneo.

Hambúrgueres Estilo Louisiana

Ingredientes

1 colher de chá de flocos de pimenta vermelha

2 colher de chá de Splenda

4 colheres de chá de molho de soja

2 colher de sopa de vinagre de vinho tinto

30 onças de carne moída ou lombo

8 pães de hambúrguer sem açúcar

1 colher de chá de sal

2 colher de chá de pimenta preta moída na hora

2 colher de chá de pimenta caiena

1. Misture todos os ingredientes, exceto a carne, e misture bem para fazer uma pasta.
2. Adicione a carne e misture bem.
3. Forme rissóis.
4. Aqueça uma grelha em fogo médio e grelhe os hambúrgueres.
5. Servidor online
6. pães sem açúcar.

Salada De Frango Grelhado Com Rúcula

Ingredientes:

2 cebola verde, cortada em rodelas finas

2 abacate de tamanho médio, descascado, sem sementes e fatiado

6 xícaras de rúcula, lavadas e escorridas do excesso de umidade

16 onças de frango grelhado, em fatias finas

8 rabanetes em fatias finas

Para o curativo:

4 c. de sopa de azeite extra virgem

2 colher de mel

Suco de 4 limões

Uma pitada de sal

Pimenta preta, a gosto

Em uma tigela pequena, misture o azeite, mel, suco de limão, sal e pimenta do reino com um batedor para misturar bem.

Divida a rúcula em 8 tigelas individuais e cubra com cebola verde fatiada, rabanetes, frango grelhado

e abacate. Sirva com molho ao lado.

Matza Com Frango Búfalo E Batata Doce

Ingredientes:

- 1 lb de frango moído
- 2 colher de chá de alho em pó
- 2 colher de sopa de óleo de coco
- Sal marinho fino
- Pimenta preta moída na hora
- 2 libra
- peru ou carne moída
- 2 batata-doce média ou inhame, com casca, em cubos
- 2 /8 xícara de molho picante
- 1 colher de sopa de salsa seca
- 1 colher de sopa de manjericão seco
- 1 colher de sopa de orégano seco
- 2 colher de chá de cebola em pó

Instruções:

1. Pré-aqueça o forno a 350 graus F.
2. Combine o peru ou a carne moída e as ervas em uma tigela.
3. Tempere com sal e pimenta e misture com as mãos limpas.

4. Transfira a mistura para uma assadeira de vidro e espalhe, pressionando para tirar as bolhas de ar.

5. Asse por 20 minutos.

6. Enquanto isso, leve uma frigideira ao fogo médio e aqueça o óleo de coco.

7. Cozinhe a batata-doce ou o inhame em cubos por 5-10 minutos ou até ficar macio.

8. Adicione o frango moído e tempere com sal, pimenta e cebola e alho em pó.

9. Quebre o frango moído com uma colher de pau. Cozinhar

10. até ficar bem passado.

11. Despeje o molho quente e misture bem.

12. Assim que a carne estiver pronta, retire-a do forno e espalhe a mistura de frango e batata-doce por cima.

13. Asse por 5-10 minutos, corte e sirva com molho picante.

Bolo De Manteiga De Amêndoa E Chocolate Com Calda De Chocolate

Ingredientes

8 colheres de sopa de cacau em pó sem açúcar

4 colheres de sopa de manteiga de amêndoa

4 colheres de sopa de adoçante Stevia

2 xícara de manteiga de amêndoa ou amêndoas embebidas

1/2   xícara de leite de amêndoa, sem açúcar

2 xícara de óleo de coco

4 colheres de chá de adoçante
Stevia líquido a gosto Cobertura:
Molho de Chocolate

Preparação

1. Derreta o óleo de coco em temperatura ambiente.
2. Adicione todos os ingredientes em uma tigela e misture bem até incorporar.
3. Despeje a mistura de manteiga de amêndoa em uma travessa forrada de pergaminho.
4. Leve à geladeira por 1-5 horas.
5. Em uma tigela, misture todos os ingredientes da cobertura.
6. Despeje sobre o bolo de amêndoa
7. depois de definido.
8. Corte em cubos e sirva.

www.ingramcontent.com/pod-product-compliance
Lightning Source LLC
Chambersburg PA
CBHW060703030426
42337CB00017B/2737